基层医疗卫生机构
重大疫情防控预案与演练手册

中国社区卫生协会　组织编写

曾　玲　杜兆辉　主　编

人民卫生出版社
·北京·

图书在版编目(CIP)数据

基层医疗卫生机构重大疫情防控预案与演练手册／中国社区卫生协会组织编写. — 北京:人民卫生出版社,2021. 3(2021.12重印)

ISBN 978-7-117-31341-4

Ⅰ.①基… Ⅱ.①中… Ⅲ.①医疗卫生组织机构-突发事件-卫生管理-中国-手册 Ⅳ.①R199.2-62

中国版本图书馆 CIP 数据核字(2021)第 037513 号

人卫智网	www.ipmph.com	医学教育、学术、考试、健康,
		购书智慧智能综合服务平台
人卫官网	www.pmph.com	人卫官方资讯发布平台

基层医疗卫生机构
重大疫情防控预案与演练手册
Jiceng Yiliao Weisheng Jigou
Zhongda Yiqing Fangkong Yu'an yu Yanlian Shouce

组织编写:中国社区卫生协会
出版发行:人民卫生出版社(中继线 010-59780011)
地　　址:北京市朝阳区潘家园南里 19 号
邮　　编:100021
E - mail:pmph @ pmph.com
购书热线:010-59787592　010-59787584　010-65264830
印　　刷:北京虎彩文化传播有限公司
经　　销:新华书店
开　　本:889×1194　1/32　印张:2.5
字　　数:46 千字
版　　次:2021 年 3 月第 1 版
印　　次:2021 年 12 月第 4 次印刷
标准书号:ISBN 978-7-117-31341-4
定　　价:18.00 元
打击盗版举报电话:010-59787491　E-mail:WQ @ pmph.com
质量问题联系电话:010-59787234　E-mail:zhiliang @ pmph.com

《基层医疗卫生机构重大疫情防控预案与演练手册》
编委会名单

主　编　曾　玲　杜兆辉

副主编　郑艳玲　胡悒萍　袁雅兰

编　委（按姓氏笔画排序）

王　伟　朱国军　江　萍　汤松涛　杜兆辉　李卫民

李永锦　李晓玲　吴　英　范敏华　林国华　林聪生

周国平　郑艳玲　胡悒萍　柳建忠　袁雅兰　郭艾莉

曾　玲　蔡学民　熊卫红

编　者（按姓氏笔画排序）

马巧丽　浙江省杭州市江干区闸弄口街道社区卫生服务中心

王　伟　四川省成都市青羊区新华少城社区卫生服务中心

石　斌　湖北省武汉市江汉区新华街社区卫生服务中心

朱国军　湖北省十堰市十堰经济开发区社区卫生服务中心

刘欣梅　北京市东城区东花市社区卫生服务中心

闫云云　复旦大学附属中山医院

江　萍　上海市长宁区卫生健康委员会

汤松涛　广东省东莞市寮步镇社区卫生服务中心

孙秀云　北京市东城区建国门社区卫生服务中心

杜兆辉　上海市浦东新区上钢社区卫生服务中心

李卫民　北京市石景山区鲁谷社区卫生服务中心

李永锦　北京市朝阳区劲松社区卫生服务中心

李晓玲　山东省青岛市李沧区虎山路街道社区卫生服务中心

序

新型冠状病毒肺炎是一种新发疾病,是由病毒引起的传染病。防控传染病,包括新型冠状病毒肺炎要抓好三个基本环节,即控制传染源、切断传播途径和保护易感人群。我国在新型冠状病毒肺炎疫情防控中积极实践,取得了重大战略成果,也探索了有益的防控经验,值得总结推广。

我国在此次疫情防控中,对控制传染源的举措包括将重症患者集中在定点医院、将轻症患者和核酸检测阳性者集中在方舱医院由国家医疗队进行规范治疗,同时从临床实践中不断探索、总结,完善诊疗方案,关注无症状携带者,严防境外输入,建立闭环转运、及时隔离治疗。切断传播途径的措施包括最初在武汉离汉通道关闭时切断传染源向外扩散、全民做好个人防护,到后期"错峰"进行复工、复产,各个阶段都在紧抓社区防控。社区是社会的基础和基本单元,居民绝大多数居住在社区,全体居民"宅"在家里,打一场防控新型冠状病毒肺炎的"人民战争",以家护国。保护易感人群最有效的方法就是提高人体对新型冠状病毒的特异性免疫力,包括疫苗接种和感染后经治疗获得免疫和感染后未经治疗获得免疫,我国现阶段疫苗接种正在广泛进行中。

社区是新型冠状病毒肺炎疫情防控的主战场。广大社区工作者、志愿者、公安干警构建起了完善的社区疫情防控体系，打赢了一个个疫情防控的"社区阻击战"，其中城乡社区卫生服务机构是"社区阻击战"的主力军。

《基层医疗卫生机构重大疫情防控预案与演练手册》是广大城乡社区卫生工作者在此次新型冠状病毒肺炎疫情防控实践中宝贵经验的提炼和总结。每个章节都做到了理论联系实际，图文并茂、条理清晰、简明扼要，有很强的工作指导价值，是当前新型冠状病毒肺炎疫情常态化防控及未来重大疫情社区防控的操作指南和工具书。

新型冠状病毒肺炎疫情尚未结束，我们仍须坚持常态化防控。我们相信，在党和政府的领导下，社区卫生工作者和广大社区工作者齐心协力，一定会在社区疫情防控的主战场上不断迎来抗击疫情的新胜利！

全国政协常委、副秘书长

致公党中央常务副主席

中国社区卫生协会名誉会长

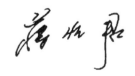

2021 年 2 月

前　言

　　2020 年 2 月 10 日,习近平总书记来到北京市朝阳区安贞街道安华里社区调研指导,实地了解基层一线疫情群防群控等情况。习近平总书记关于社区防控工作的重要指示,强调"社区是疫情联防联控的第一线,也是外防输入、内防扩散最有效的防线。把社区这道防线守住,就能有效切断疫情扩散蔓延的渠道。全国都要充分发挥社区在疫情防控中的阻击作用,把防控力量向社区下沉,加强社区各项防控措施的落实,使所有社区成为疫情防控的坚强堡垒。"在突如其来的新型冠状病毒肺炎疫情面前,广大城乡社区卫生工作者在党和政府的领导下,团结一心、勠力抗疫,为取得抗击疫情的胜利作出了重要的贡献。从 SARS、禽流感、甲型流感等历次重大疫情防控的历史经验来看,社区的群防群控都发挥了不可替代的作用,是克敌制胜的法宝。在此次新型冠状病毒肺炎疫情中,广大社区卫生工作者积极实践、努力思考,积累了许多行之有效的社区防控管理经验。基层医疗卫生机构作为新冠社区防控的医疗主体,也经受住了严峻的考验。为了总结经验,时刻绷紧重大疫情防范的弦,做到社区防控的常备不懈,受国家卫生健康委基层卫生健康司委托,中国社区卫生协会组织来自新型冠状病毒肺炎疫情社区防控一线的基层医疗机构卫生工作者,开展了基层医疗卫生机构重大疫情防控预案与演练的专项研究。项目在收集、分析各地案例和研讨的基础上,成立编委会组织撰写《基层医疗卫生机构重大疫情防控预案与演练手册》。

本手册分为重大疫情防控的常规管理、应急机制、现场处置、后续管理、培训与演练5个部分,各部分均体现了"依法防控,平战结合"的原则,既是大家社区防控工作经验教训的积累,也是大家所思所想的共识,对新型冠状病毒肺炎疫情常态化防控及未来重大疫情社区防控实践有一定的指导意义。

经国家卫生健康委基层卫生健康司同意,将《基层医疗卫生机构重大疫情防控预案与演练手册》予以出版,各基层医疗卫生机构可以参考本手册开展重大疫情防控的日常培训与演练,不断强化基层医疗卫生机构应对突发公共卫生事件与传染病疫情的处置能力,切实筑牢疫情防控的社区网底。由于时间仓促,本手册尚有不完善之处,恳请大家斧正。我们将根据大家在使用过程中提出的问题和建议,在对内容进行修订与完善的基础上,结合社区防控的典型案例,另行出版相关实施细则的图书,为基层医疗卫生机构开展疫情防控演练提供技术参考。

编委会

2021 年 1 月

目 录

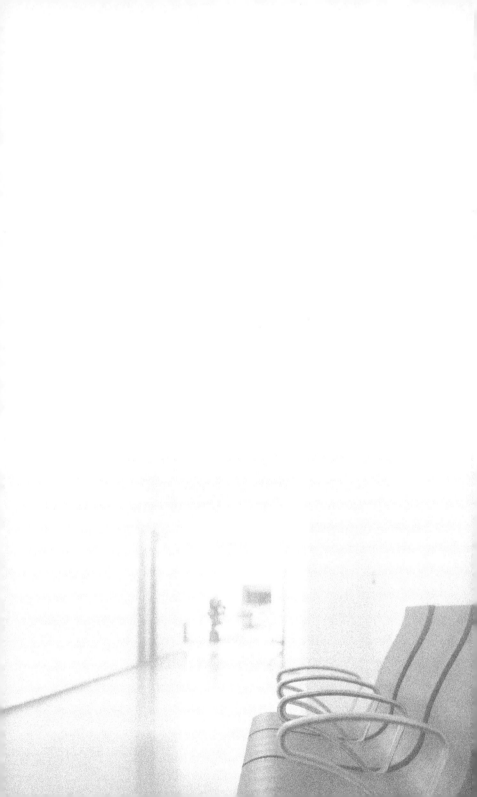

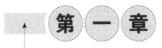

第一章

常 规 管 理

根据《突发公共卫生事件应急条例》的规定，突发公共卫生事件是指突然发生，造成或者可能造成社会公众健康严重损害的重大传染病疫情、群体性不明原因疾病、重大食物和职业中毒以及其他严重影响公众健康的事件。

基层医疗卫生机构在日常工作中，应该保证全员熟悉突发公共卫生事件相关的法律法规及工作任务要求，并根据相关的政策、法律和任务制定本单位的规章制度，组织全员定期参加培训和演练。

第一节　相关法律法规

一、主要法律法规

基层医疗卫生机构在预防、处置突发公共卫生事件的过程中，应该遵循下列法律和行政法规：《中华人民共和国基本医疗卫生与健康促进法》《中华人民共和国传染病防治法》《中华人民共和国突发事件应对法》《中华人民共和国国境卫生检疫法》《中华人民共和国动物防疫法》《中华人民共和国食品安全法》《中华人民共和国治安管理处罚法》《中华人民共和国刑法》《中华人民共和国传染病防治法实施办法》《突发公共卫生事件应急条例》等。

二、具体规定

（一）基层医疗卫生机构的权利与义务

1. 《中华人民共和国基本医疗卫生与健康促进法》第二十条规定："国家建立传染病防控制度，制定传染病防治规划并组织实施，加强传染病监测预警，坚持预防为主、防治结合，联防联控、群防群控、源头防控、综合治理，阻断传播途径，保护易感人群，降低传染病的危害。"

2. 《中华人民共和国传染病防治法》第五十二条规定："医疗机构应当对传染病病人或者疑似传染病病人提供医疗救护、现场救援和接诊治疗，书写病历记录以及其他有关资料，并妥善保管。医疗机构应当实行传染病预检、分诊制度；对传染病病人、疑似传染病病人，应当引导至相对隔离的分诊点进行初诊。医疗机构不具备相应救治能力的，应当将患者及其病历记录复印件一并转至具备相应救治能力的医疗机构。具体办法由国务院卫生行政部门规定。"

（二）公民的法定权利

1. 《中华人民共和国传染病防治法》第三十八条规定："国家建立传染病疫情信息公布制度。"

2. 《中华人民共和国传染病防治法》第十六条规定："国家和社会应当关心、帮助传染病病人、病原携带者和疑似传染病病人，使其得到及时救治。任何单位和个人不得歧视传染病病人、病原携带者和疑似传染病病人。"

3. 《中华人民共和国传染病防治法》第五十二条规定："医疗机构应当对传染病病人或者疑似传染病病人提供医疗救护、现场救援和接诊治疗，书写病历记录以及其他有关资料，并妥善保管。"

4. 《中华人民共和国传染病防治法》第十二条规定："疾病预防控制机构、医疗机构不得泄露涉及个人隐私的有关信息、资料。"

5. 《中华人民共和国传染病防治法》第四十一条规定："在隔离期间，实施隔离措施的人民政府应当对被隔离人员提供生活保障；被隔离人员有工作单位的，所在单位不得停止支付其隔离期间的工作报酬。"

（三）相关机构与个人的法定义务

1. 《中华人民共和国突发事件应对法》第十一条规定："有关人民政府及其部门采取的应对突发事件的措施，应当与突发事件可能造成的社会危害的性质、程度和范围相适应；有多种措施可供选择的,应当选择有利于最大程度地保护公民、法人和其他组织权益的措施。公民、法人和其他组织有义务参与突发事件应对工作。"

2.《中华人民共和国突发事件应对法》第五十七条规定:"突发事件发生地的公民应当服从人民政府、居民委员会、村民委员会或者所属单位的指挥和安排,配合人民政府采取的应急处置措施,积极参加应急救援工作,协助维护社会秩序。"

3.《中华人民共和国传染病防治法》第十二条规定:"在中华人民共和国领域内的一切单位和个人,必须接受疾病预防控制机构、医疗机构有关传染病的调查、检验、采集样本、隔离治疗等预防、控制措施,如实提供有关情况。"

4.《中华人民共和国传染病防治法》第十六条规定:"传染病病人、病原携带者和疑似传染病病人,在治愈前或者在排除传染病嫌疑前,不得从事法律、行政法规和国务院卫生行政部门规定禁止从事的易使该传染病扩散的工作。"

5.《中华人民共和国传染病防治法》第四十二条规定:"必要时,报经上一级人民政府决定,可以采取下列紧急措施并予以公告:①限制或者停止集市、影剧院演出或者其他人群聚集的活动;②停工、停业、停课;③封闭或者封存被传染病病原体污染的公共饮用水源、食品以及相关物品;④控制或者扑杀染疫野生动物、家畜家禽;⑤封闭可能造成传染病扩散的场所。"

（四）违反规定需承担的法律责任

1.《中华人民共和国传染病防治法》第三十九条规定："拒绝隔离治疗或者隔离期未满擅自脱离隔离治疗的,可以由公安机关协助医疗机构采取强制隔离治疗措施。"

2.《中华人民共和国刑法》第一百一十五条规定："放火、决水、爆炸以及投放毒害性、放射性、传染病病原体等物质或者以其他危险方法致人重伤、死亡或者使公私财产遭受重大损失的,处十年以上有期徒刑、无期徒刑或者死刑。"

3.《最高人民法院、最高人民检察院关于办理妨害预防、控制突发传染病疫情等灾害的刑事案件具体应用法律若干问题的解释》第一条规定："患有突发传染病或者疑似突发传染病而拒绝接受检疫、强制隔离或者治疗,过失造成传染病传播,情节严重,危害公共安全的,依照刑法第一百一十五条第二款的规定,按照过失以危险方法危害公共安全罪定罪处罚。"

4.《中华人民共和国治安管理处罚法》第二十五条规定："有下列行为之一的,处五日以上十日以下拘留,可以并处五百元以下罚款;情节较轻的,处五日以下拘留或者五百元以下罚款:①散布谣言,谎报险情、疫情、警情或者以其他方法故意扰乱公共秩序的;②投放虚假的爆炸性、毒害性、放射性、腐蚀性物质或者传染病病原体等危险物质扰乱公共秩序的;③扬言实施放火、爆炸、投放危险物质扰乱公共秩序的。"

5.《最高人民法院、最高人民检察院关于办理妨害预防、控制突发传染病疫情等灾害的刑事案件具体应用法律若干问题的解释》第十条规定："编造与突发传染病疫情等灾害有关的恐怖信息，或者明知是编造的此类恐怖信息而故意传播，严重扰乱社会秩序的，依照刑法第二百九十一条之一的规定，以编造、故意传播虚假恐怖信息罪定罪处罚。"

（五）基层医疗卫生机构工作任务

根据《国家基本公共卫生服务规范（第3版）》的要求，基层医疗卫生机构需承担传染病疫情和突发公共卫生事件的防治工作，具体内容包括：发现、登记、信息报告、处理，同时需承担预防接种、健康管理服务、卫生监督协管等工作。

第二节　突发公共卫生事件应急预案

一、组织管理

（一）成立突发公共卫生事件领导小组

1. 工作职责

（1）辖区出现突发公共卫生事件时，负责向当地的卫生健康行政部门汇报。

（2）负责与社区协调管理，建立定期会商机制。

（3）组织协调相应的小分队开展疫情上报、预防控制、处置及健康教育。

（4）协调物资保障等。

（5）组织突发公共卫生事件（包括传染病疫情）防控小分队及预备队定期进行培训与演练。

2. 领导小组成员

由基层医疗卫生机构党政一把手任组长，组内人员包括医务科、预防保健科、药剂科、后勤、财务部门等负责人。

（二）成立突发公共卫生事件（包括传染病疫情）防控小分队

1. 工作职责

（1）出现传染病疫情时，对突发事件发生地点和患者及时采取必要的预防控制措施，实行医学检疫和隔离，协助疾病预防控制中心进行流行病学调查和取证。

（2）承担救治和转运任务。

（3）负责每天的信息统计和上报工作。

2. 小分队成员

由全科医生、公共卫生医师、社区护士等6~8人组成。小分队负责人由机构负责疫情防控的分管领导担任。

（三）成立突发公共卫生事件（包括传染病疫情）防控预备队

1. 工作职责

与突发公共卫生事件（包括传染病疫情）防控小分队相同，处于人力资源的第二梯队。

2. 预备队成员

基层医疗卫生机构全体工作人员。

二、应急工作制度

基层医疗卫生机构根据相关法律及各地卫生健康行政部门工作部署,建立突发公共卫生事件(包括传染病疫情)防控相关的基层医疗卫生机构工作制度,包括法律法规学习制度、监测预警报告制度、信息化建设制度、定期会商制度、物资与后勤保障制度、培训制度、团队协作制度等。

(一)监测预警制度

根据上级卫生健康行政部门的工作要求,启动基层医疗卫生机构突发公共卫生事件(包括传染病疫情)防控预警机制。

(二)上报制度

基层医疗卫生机构有权利及义务通过突发公共卫生事件和传染病直报系统,向国务院卫生健康行政部门和地方各级人民政府及其有关部门报告突发公共卫生事件及其隐患,也有权向上级政府部门举报不履行或者不按照规定履行突发公共卫生事件应急处理职责的部门、单位及个人。

(三)物资保障和储备制度

基层医疗卫生机构应做好突发公共卫生事件和传染病防控物资储备,并根据相关有效期、限定期进行更新。

1. 日常使用的物资保障

(1)环境消毒设备:紫外线消毒器、空气净化消毒装置等,并配备在相关医疗区域。

(2)消杀药品储备:含氯制剂、过氧化氢、75%乙醇等。

(3)个人防护设备:医用口罩、一次性工作帽、一次性手套(乳胶手套或丁腈手套)等。

2. 应对突发公共卫生事件及传染病疫情的物资储备

除日常使用物资外,需储备医用防护服(符合 GB-19082标准)、N95/KN95 口罩、防护面屏/面罩、护目镜、医用外科口罩、一次性工作帽、一次性隔离衣、防水长靴套、一次性手套(乳胶手套或丁腈手套)、防水围裙等至少1个月使用量。

3. 日常工作中的医疗设备保障

医疗救治设备应根据功能定位常规配备抢救车(配备社区常规抢救药品)、心电图机、心电监护仪、除颤仪、简易呼吸器、开口器、压舌板、给氧设备、血氧监测仪、血压计、非接触式体温监测仪、水银体温计等,并保证上述设备处于完好且有效使用状态。

4. 医疗废弃物处置耗材和设施

黄色医疗废物垃圾桶、黄色医疗废物垃圾袋(含扎带)、利器盒等。

5. 其他物资保障

如警示牌、警戒线、车辆等设备、设施。

（四）信息化建设制度

保证传染病与突发公共卫生事件直报系统的有效运行,并根据当地信息化建设相关要求,建立、完善机构内部传染病与突发公共卫生事件处置的信息化系统。

（五）后勤保障制度

1. 室内空气管理

（1）每日自然通风或机械通风进行空气交换,每日通风2~3次,每次不少于30分钟。

（2）紫外线灯消毒、化学消毒剂汽化/雾化消毒适用于无人状态下。

（3）终末消毒:可使用过氧化氢汽化/雾化等空气消毒设备进行空气消毒。

2. 食堂管理

按照《中华人民共和国食品安全法》中相关规定,保障医务人员和患者的饮食安全。

3. 污水和医疗废弃物处理

根据《医疗废物管理条例》中相关规定,做好污水和医疗废弃物处理。

（六）培训与演练制度

详见本手册第五章。

（七）与疾病预防控制中心和定点医院的分工协作机制

1. 与疾控疾病预防控制中心的分工协作机制

(1)接受疾病预防控制中心疫情防控业务指导。

(2)在疾病预防控制中心的指导下落实疫情防控的相关工作。

(3)及时按相关要求向疾病预防控制中心报告辖区疫情防控情况。

2. 与定点医院的分工协作机制

(1)及时根据疫情防控相关要求转介疑似及确诊患者。

(2)对定点医院转回的康复患者按相关规范进行社区和居家健康管理。

(3)和定点医院就相关患者建立通畅的会诊、会商路径。

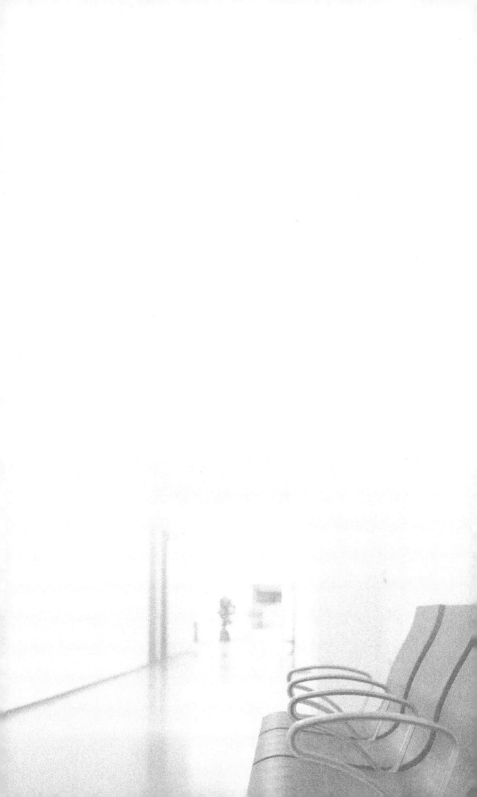

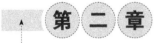

第二章
应急机制

为了在突发公共卫生事件(包括传染病疫情)发生时社区能迅速响应,有序、高效应对,基层医疗卫生机构应建立、健全应急管理机制,完善传染病监测预警机制,加强疫情上报和组织管理,做好人力、物力、技术保障工作,以便在传染病发生时能够做到早发现、早报告、早隔离、早治疗,最大限度地降低突发传染病造成的影响和损失。

社区突发公共卫生事件(包括传染病疫情)应急管理机制是一项系统工程,包括疾病监测与预警、疫情上报、应急队伍的组建、各应急机构的协同联动、应急物资保障管理等要素。本章内容主要围绕应急机制的要素框架,在第一章的基础上重点介绍了社区突发传染病应急预案的启动以及物资保障与供应。

第一节 启动预案

根据《突发公共卫生事件应急条例》第二十六和二十七条

规定:"突发事件发生后,卫生行政主管部门应当组织专家对突发事件进行综合评估,初步判断突发事件的类型,提出是否启动突发事件应急预案的建议。""在全国范围内或者跨省、自治区、直辖市范围内启动全国突发事件应急预案,由国务院卫生行政主管部门报国务院批准后实施。省、自治区、直辖市启动突发事件应急预案,由省、自治区、直辖市人民政府决定,并向国务院报告。"

基层医疗卫生机构根据上级卫生健康行政部门的工作部署进入战时状态,具体工作包括以下内容。

1. 突发公共卫生事件(包括传染病疫情)防控领导小组和小分队立即进入战时状态,小分队成员进行24时值班制度,领导小组成员进行带班制度。

2. 对全体医务工作者进行战时动员。

3. 迅速建立与乡镇政府、街道办事处和社区居委会的协调联动机制。

4. 按要求进行突发公共卫生事件及传染病疫情上报。

第二节 物资保障与供应

卫生应急物资是指应对各种突发公共卫生事件时,卫生应急处置过程中所必需的保障性物资,主要是药品、疫苗、个人卫生防护用品、医疗器械及相关辅助设备等。应急物资的储备是实施紧急救助的基础和保障。

一、应急物资的类别

应对重大传染病疫情的应急物资按用途可分为个人防护类、医用器材和急救设备、现场采样设备、检测试剂、消杀器械、传染病救治药品和疫苗等几大类。

二、应急物资储备管理

（一）应急物资储备管理的内容

1. 制订日常应急物资储备计划,保证各类物资齐全配套。卫生应急物资的类别和储备数量应根据各级政府的储备要求、突发公共卫生事件应急预案要求和应急处置的实际需要来确定(一般要储备供医疗机构满负荷运转1个月的量)。

2. 建立、健全应急物资管理规章制度,制定应急物资论证、采购、验收、保管、领用、耗损、补充、更新、安全等各阶段管理制度。

3. 严格执行各项规章制度,落实管理人员岗位责任制,加强应急物资的规范管理。

4. 定期对安全管理人员进行规范的安全知识培训。

（二）应急物资储备管理制度

1. 基层医疗卫生机构应设立应急物资专库,实行封闭式管理。

15

2. 建立、健全卫生应急物资论证采购、入库、储存、出库、回收、维护保养、定期检查及处置等方面的管理制度和台账记录。

三、后勤保障资源类别

可分为人力资源、财力与物资、医疗卫生资源、信息资源等几大类。

四、后勤保障资源管理与调用

（一）后勤保障资源调用原则和调用机制

后勤保障资源的调度和使用，应遵照"合理调用，及时添平补齐，保证储备物资动态平衡"的原则，实行"统一管理，明确职责，满足急需，先主后次"的调用机制。对被调用物资要及时进行信息报告，掌握动态库存。应急处置工作结束后，还应对保障物资的调配使用效果进行评估。

（二）后勤保障资源调用方式

应急保障物资调用包括定时调用、定量调用、定时定量调用、及时调用、超前调用和综合调用 6 种方式。依据应急保障资源的特点，采用不同的调用方式，可以提高应急保障资源的调用效率，减少调用环节造成的资源消耗，节省应急活动的费用。

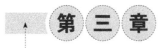

第三章
现场处置

根据上级卫生健康行政部门的工作部署和乡镇政府、街道办事处的工作要求,基层医疗卫生机构调配各工作组,开展突发公共卫生事件及传染病疫情防控现场工作。

第一节　社区合作机制建立

一、社区联防联控组织体系

(一)社区联防联控概念

在上级部门的统一领导下,建立以村民/居民委员会(村/居委会)党组织为核心,各职能部门共同参与的网格体系,构筑群防群治严密防线,遏制疫情扩散蔓延。

(二)社区联防联控的组成及职能

1. 职能部门

(1)乡镇政府、街道办事处:应建立疫情防控工作方案和工作责任体系,实施网格化、地毯式管理,做好社区疫情发现、防控以及应急处置。

(2)基层医疗卫生机构

1)分级落实相应疫情防控措施

◆ 未发现确诊病例:正确引导就医者就诊,督促来中心/院人员正确佩戴口罩、监测体温,开展疫情防控宣教,对重点人群进行追踪。

◆ 发现疑似/确诊病例或爆发疫情:协助对病例及密切接触者的排查、追踪与转运,并对疫点进行消杀。

◆ 出现社区传播疫情:协助村/居委会限制人员出入及人员聚集。

2)根据当次疫情的特点和上级卫生健康行政部门的工作安排,对联防联控相关机构成员进行疫情介绍、防控注意事项培训,并协同相关人员进入社区及其他公共场所开展疑似、确诊病例家庭环境消杀、协助人员管理等相关工作。

(3)派出所:应会同街镇、基层医疗卫生机构、村/居委会对辖区居家隔离观察人员开展管控。

(4)市场监管部门:应抓好防疫物资监管,发现异常情况及时采取应急处理措施并上报,对进入室内公共场所人员做好健康监测和管理。

(5)城管执法部门:应监督从业人员规范佩戴口罩及自我健康观察,控制顾客人数,避免人员过度聚集,做好场所内的通风、消毒。

(6)物业与房产管理部门:应做好人员登记和发热人员筛查,落实员工个人防范措施,公共场所和设备每日定时消毒、做好记录,避免人员聚集,确保信息渠道畅通。

(7)村/居委会:应做好出入人员体温筛查,发现异常立即启动应急预案;对高风险地区往返人员排查全覆盖;加强隔离人员管理;如发生疑似或确诊病例,应做好相关区域终末消毒;协助密切接触者转运隔离;对于治愈出院的确诊病例,应做好健康观察;关闭文体、娱乐、休闲等公共场所;开展社区防疫宣教。

2. 协同原则

坚持优化协同高效原则,各地民政、卫生健康行政部门完善社区防控工作统筹协调机制,基层党组织、村/居民自治组织在疾病预防控制中心等指导下,会同基层医疗卫生机构,做好疫情监测和重点人群管理。

二、社区联防联控工作机制

(一) 机制的建立

各地党委、政府统一部署,建立、健全疫情防控工作机制和网格化工作体系,分类制定并实施社区疫情防控策略。

(二) 机制的运行

1. 村/居委会处置流程(图 3-1-1)

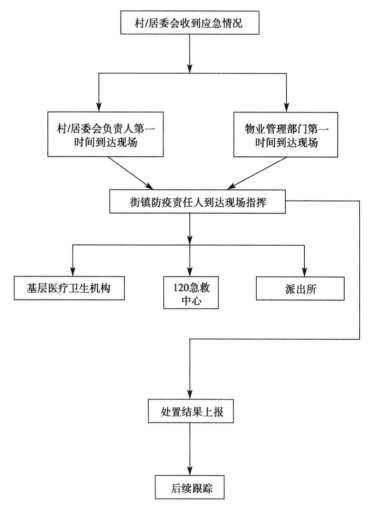

图 3-1-1 村/居委会处置流程图

2. 楼宇、街区处置流程(图 3-1-2)

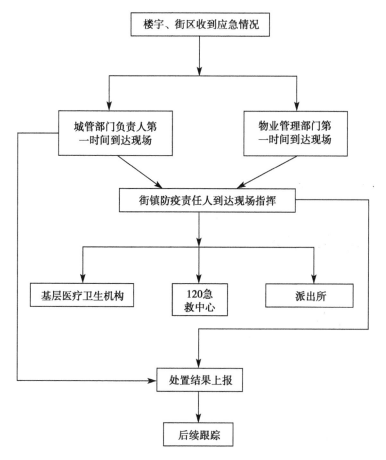

图 3-1-2 楼宇、街区处置流程图

3. 涉及人员排查、隔离、转运的处置流程

(1) 重点人群排查流程(图 3-1-3)

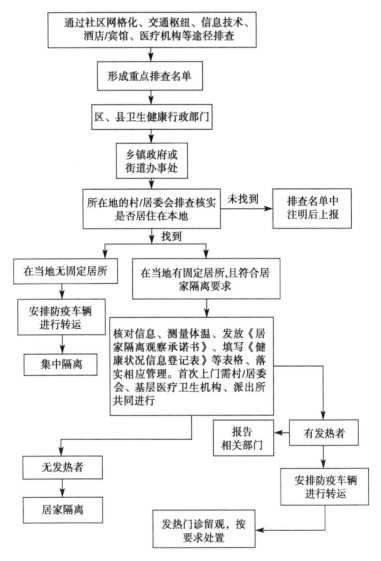

图 3-1-3 重点人群排查流程图

（2）重点人群居家隔离健康观察流程（图 3-1-4）

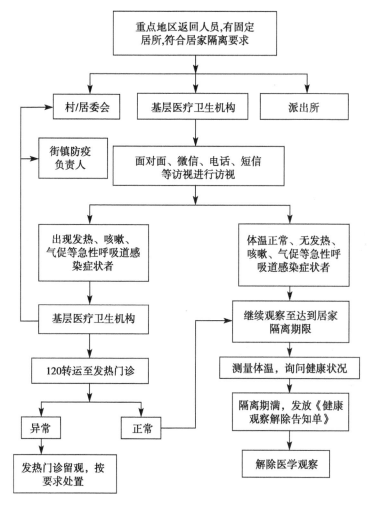

基层医疗卫生机构包括社区卫生服务中心、站及乡镇卫生院、村卫生室。

图 3-1-4　重点人群居家隔离健康观察流程图

(3)密切接触者转运处置流程(图3-1-5)

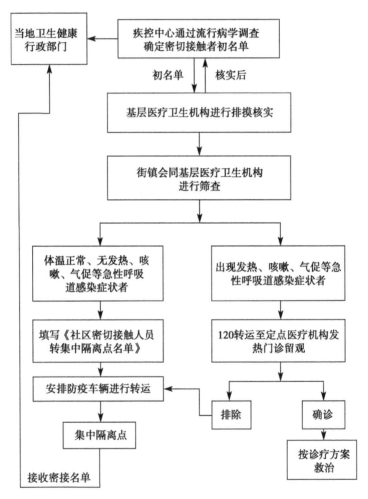

图3-1-5　密切接触者转运处置流程图

（三）反馈与调整

现场处置过程中,一旦发现问题,应及时向当地联防联控机制领导小组汇报和调整。

第二节 机 构 管 理

突发公共卫生事件(包括传染病疫情)发生期间,基层医疗卫生机构要加强内部的日常管理和疫情防控管理。

一、基本医疗和公共卫生工作

（一）加强行政管理

建立、健全及落实各项规章制度。加强应急值班值守制度,及时化解信访矛盾。

（二）合理分配人力资源

1. 明确岗位职责。

2. 做好人员关爱和激励工作。

3. 做好人力资源管理与绩效考核工作。

（三）加强基本医疗质量管理

定期督导检查规范医疗情况,严格执行消毒隔离制度,开展健康知识教育。

（四）加强预防保健质量管理

做好免疫规划,特别是对于老人、妇女、儿童、严重精神障碍患者、肺结核患者等特殊人群的预防保健工作,让广大人民群众就近享有公平可及、系统连续的预防、治疗、康复、健康促进等健康服务。

(五)加强药械管理

加强药品和医疗器械监督管理,严格执行国家基本药物制度政策。

(六)加强数据统计管理

专人负责数据的采集、分析、统计和质控。

(七)加强经济运行管理

实行全面预算管理,严格执行政府采购管理,提高资金使用效益。

(八)加强网络信息管理

强化保密意识,落实保密责任。

(九)加强后勤保障管理

定期开展安全检查,及时维修补充消防器材。保持环境卫生,实行垃圾分类,规范处置医疗废弃物。

二、基层医疗卫生机构防控工作管理

(一)物资储备台账

储备台账是指对物资名称、数量、有效期及明确负责人等有明确纸质和/或电子版本的详细内容记录(表3-2-1)。

表 3-2-1　物资储备台账

预检	接诊	院内消毒
医用外科口罩	医用外科口罩	含有效溴或有效氯 250～500mg/L 的消毒剂
工作帽	医用防护口罩	75%乙醇
工作服	工作帽	其他相关传染病防控消毒用品
一次性隔离衣	工作服	
乳胶检查手套	速干手消毒剂	
速干手消毒剂	乳胶检查手套	
医用防护面屏	医用防护面屏	
	护目镜	
	一次性隔离衣	
	一次性鞋套	

（二）应急预案

传染病相关症状及流行病学识别、专用双向转诊通道流程（图 3-2-1）。

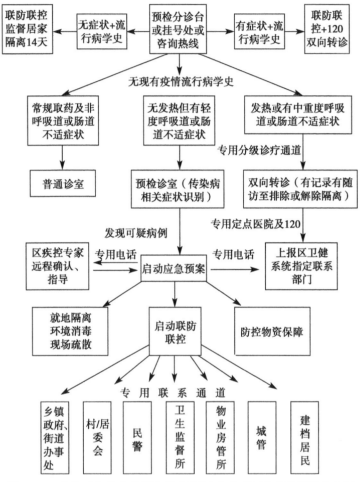

图 3-2-1 传染病相关症状及流行病学识别、专用双向转诊通道流程图

三、基层医疗卫生机构院感控制

(一)预检分诊要实行三级预检分诊体系

1. 设置及基本原则

（1）设立预检分诊点,分诊点需设置在门急诊醒目位置、标识清楚、相对独立、通风良好,具有消毒、隔离条件。

（2）预检分诊点需备有发热患者用的口罩、体温表(非接触式)、手卫生设施、医疗废物袋/桶、疑似患者基本情况登记表。

（3）预检分诊点医务人员需穿工作服、戴工作帽和医用防护口罩,每次接触患者前、后立即进行手卫生。

2. 预检分诊制度与流程

分诊人员对进入门诊/急诊的人员测量体温,简要询问病史、流行病学史,发现可疑患者,需登记患者信息,指引患者及陪同人员正确佩戴口罩、注意咳嗽礼仪,由工作人员送至隔离区域并由专用车辆安全转诊至就近定点医疗机构发热门诊进一步排查。

3. 疫情期间门急诊管理的注意事项

（1）采取设置 1 米线、等候区等有效措施,全面落实非急诊预约就诊制度,采取分时段预约诊疗,坚持一人一诊一室,有条件地区可采用互联网诊疗。

（2）合理规划患者的进出通道,实行严格的预检分诊。

（3）落实医生首诊负责制,接诊医师应认真询问并记录流行病学史,是否有发热、呼吸道症状或其他相关症状。

4. 患者安置原则

合理设置隔离区域,满足疑似或确诊患者就地隔离和救治的需要。

（二）建立有效隔离区及转诊通道

1. 通风良好,与其他诊室相比有明显隔离标识。

2. 布局合理,分清洁区、潜在污染区、污染区,三区无交叉。

3. 隔离室内放置免触式医疗废物容器和利器盒,医疗设备、器械(如听诊器、温度计、血压计等)实行专人专用。

4. 医务人员按二级防护着装。

5. 隔离室随时保持关闭。

6. 可疑患者单间隔离,确诊患者可多人置于同一房间,间距大于1米。

7. 发现可疑病例,就地隔离转诊。

（三）消毒隔离操作

1. 消毒范围

预检分诊点、未发现疑似病例的门诊应进行预防性消毒;疑似患者排出的污染物及其污染的物品和场所应及时进行清洁消毒处理;门诊每日工作结束后,做好随时消毒;隔离区域在患者离开后,做好终末消毒。

2. 重点消毒对象

血压计、心电图机等相关诊疗器械,门诊、分诊处、护士站、输液室、操作室等场所的地面、墙壁、桌椅、检查床的表面,以及该场所的空气、医护人员的手部。

3. 消毒方法

(1)室内空气消毒

1)预防性和随时消毒:室内有人时可采用定向通风式空气消毒方法进行空气消毒,室内无人时可采用紫外线照射或化学消毒剂气溶胶喷雾的方法。

2)终末消毒:采用浓度500mg/L的健之素或其他含氯消毒剂喷洒,密闭30分钟后开窗通风。

(2)医用织物清洗与消毒

1)住院患者、急诊室患者,应一人一套一更换;衣服、床单、被套、枕套至少每周更换1次,遇污染时应及时更换;更换后的医用织物及时清洁、消毒;枕芯、被褥、床垫应定期清洁、消毒,被血液、体液污染时应及时更换、清洁、消毒。

2)门诊诊室、治疗间的床单至少每天更换;如就诊人数较多,半天更换,有污染随时更换;如可能接触患者黏膜的,应一人一换或使用隔离单(如一次性中单)等。

3)有明显血液、体液、排泄物等污染的被服,多重耐药菌或感染性疾病患者使用的被服视为感染性废物,由产生的部门负责放置在专用袋中并有警示标识,洗衣部门需分开单独消毒。

4)当发现有疑似或确诊患者,使用后的床单、被套等立即装入用双层专用医疗废物袋并鹅颈结式包扎,并贴有警示标识,密闭转运,集中进行消毒、清洗;可用流通蒸汽或煮沸消毒

30分钟;或先用500mg/L的含氯消毒液浸泡30分钟,然后按常规清洗;或采用水溶性包装袋盛装后直接投入洗衣机中,同时进行洗涤消毒30分钟,并保持500mg/L的有效氯含量。一次性床单等,使用后当作医疗废物处理。

5)洗衣房宜单独区域进行消毒与清洗,环境通风定期消毒。

6)明显污染且无法清洗的织物可按医疗废物处理。

(3)医务人员皮肤、黏膜消毒:医护人员应做好手卫生。皮肤被污染物污染时,应立即清除污染物,然后用一次性吸水材料蘸取0.5%碘伏消毒液、含氯消毒剂或过氧化氢消毒剂擦拭消毒3分钟以上,使用清水清洗干净;黏膜应用大量生理盐水冲洗或0.05%碘伏冲洗消毒。

(4)诊疗器械消毒:按照行业标准要求做好复用诊疗器械、器具和物品的收集、清洗、包装、灭菌或消毒、储存、运送的全流程工作,确保复用器械的使用安全。

(5)环境物体表面清洁与消毒

1)加强日常环境物体表面清洁和消毒工作,强化高频接触物体表面的清洁与消毒。

2)有明显污染的情况下,应先去污,再实施消毒;消毒可选用500mg/L含氯消毒液,或采用同等杀灭微生物效果的消毒剂。

3)预防消毒与随时消毒相结合:医疗区域预防消毒至少每天1次,高频接触的物体表面增加消毒频次。

4)患者一旦出院或转科,应立即对病房或患者区域进行终末清洁与消毒：消毒可选用 1 000mg/L 含氯消毒液至少作用 30 分钟，或采用同等杀灭微生物效果的消毒剂。

（四）医务人员个人防护

1. 标准预防原则

指针对医院所有患者和医务人员采取的一组预防感染措施，包括手卫生，根据预期可能的暴露程度选用手套、隔离衣、口罩、护目镜或防护面屏，以及穿戴合适的防护用品处理患者在环境中污染的物品与医疗器械。

2. 手卫生

（1）流动水洗手和卫生手消毒设施：设置与诊疗工作相匹配的流动水洗手和卫生手消毒设施；有条件的医疗机构在诊疗区域均宜配备非手触式水龙头；配备干手用品或设施。

（2）洗手和卫生手消毒指征

1）接触患者前。

2）清洁、无菌操作前，包括进行侵入性操作前。

3）暴露患者体液风险后，包括接触患者黏膜、破损皮肤或伤口、血液、体液、分泌物、排泄物、伤口敷料等之后。

4）接触患者后。

5）接触患者周围环境后，包括接触患者周围的医疗相关器械、用具等物体表面后。

（3）医务人员洗手方法：采取七步洗手法认真清洗双手至少 15 秒。

（4）手消毒剂选择：手消毒剂应符合国家有关规定和GB 27950 的要求，在有效期内使用。

（5）注意事项：戴手套不能代替手卫生。

3. 不同疫情医务人员个人防护要求

（1）防护等级标准（表 3-2-2）

表 3-2-2 防护等级标准

防护用品	一级防护	二级防护	三级防护
工作服	●	●	●
一次性隔离衣	●		
医用一次性防护服		●	●
一次性使用医用橡胶手套	●	●	●
医用一次性外科防护口罩	●		
N95 口罩		●	
面屏或护目镜		●	
医用一次性帽子	●	●	●
一次性鞋套	●	●	●
正压全面罩或长管呼吸器			●

注：一级防护所用鞋套材料为无纺布，二级和三级防护所用鞋套材料为防渗材料；●为应选项。

（2）甲类及按甲类管理的传染病流行或爆发期间，医务人员个人防护要求（表 3-2-3）。

（3）其他传染病流行或爆发期间，医务人员个人防护要求（表 3-2-4）。

表 3-2-3　甲类及按甲类管理的传染病流行或爆发期间
医务人员个人防护要求

区域及部门	具体岗位	一次性普通医用口罩	一次性外科口罩	护目镜或面罩	一级防护	二级防护	三级防护
中心入口及诊疗区域入口	体温筛检				●		
	维持秩序及询问流行病学史				●		
	发热预检、发热哨点					●	
门诊	门诊普通医务人员	●					
	预检分诊人员		●	●			
输液室	配药人员	●					
	输液操作人员		●	●			
口腔科眼五官科	医生			○	○	○	
	护士			○	○	○	
肝炎肠道门诊	医生				●		
检验科	接触标本人员					●	
	不接触标本人员			○	●		
预防保健科	计划免疫人员	●					
	儿童保健门诊	●					
疫情处置人员	居家隔离随访				○	○	
	接触及转运密接人员				○	○	
	现场流行病学调查				○	○	
	疫点处置及消毒人员					●	
	集中隔离点					●	
	隔离对象就诊陪同					●	
职能部门、总务、后勤等在低风险区域活动		●					
职能部门、总务、后勤等在高风险区域活动				○	○		

注：●为应选项；○为可根据暴露风险选择项。

表 3-2-4　其他传染病流行或爆发期间医务人员个人防护要求

区域及部门	具体岗位	一次性普通医用口罩	一次性外科口罩	医用一次性帽子	一次使用医用橡胶手套	护目镜或面罩	一级防护	二级防护	三级防护
中心入口及诊疗区域入口	体温筛检						●		
	维持秩序及询问流行病学史		●	●					
	发热预检、发热哨点						●		
门诊	门诊普通医务人员	●							
	预检分诊人员	●							
输液室	配药人员	●							
	输液操作人员	●							
口腔科 眼五官科	医生		●	●	●	○	○		
	护士		●	●	●	○	○		
肝炎肠道	医生		●	●	●		○		
检验科	接触标本人员					○	●		
	不接触标本人员		●	●	●				
预防保健科	计划免疫人员	●							
	儿童保健门诊	●							
疫情处置人员	接触及转运密接人员						○	●	
	现场流行病学调查						○	●	
	疫点处置及消毒人员						○	●	
职能部门、总务、后勤在低风险区域活动		●							
职能部门、总务、后勤在高风险区域活动							○	○	

注：●为应选项；○为可根据暴露风险选择项。

（五）医疗废物管理

1. 患者的生活垃圾处置

疑似或确诊传染病患者产生的生活垃圾与医疗废物均作为医疗废物处理。

2. 医疗废物

规范使用双层黄色医疗废物收集袋封装后进行处置。

（六）职业安全教育

医疗机构应当制订职业暴露报告制度和处置方案,根据暴露风险评估选择恰当的处置方式。

(七) 诊疗流程(图3-2-2)

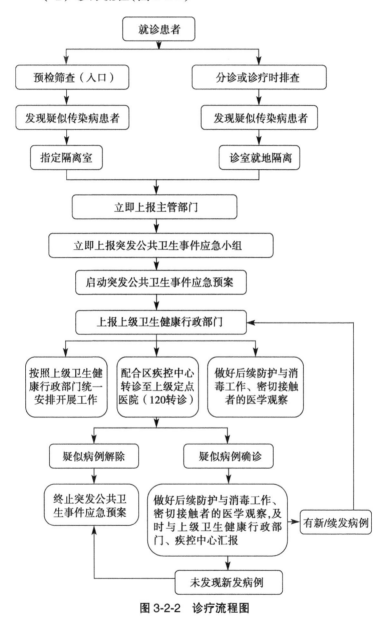

图 3-2-2 诊疗流程图

第三节 居民管理

一、感染的预防与早期发现

（一）感染的预防

1. 疫苗接种与药物预防

在上级卫生健康行政部门与疾病预防控制中心的指导下，对某些有特效和疫苗防治的药物的传染病，开展疫苗接种和药物预防。

2. 加强个人防护

指导辖区居民针对性选择医用口罩、手套，使用公筷及分餐制，以及使用蚊帐或驱避蚊虫药物、避孕套等。

3. 切断传播途径

指导居民做好室内通风、环境消毒、杀虫等卫生措施。如有确诊或疑似患者，协助其密切接触者做好集中隔离转运或居家隔离工作。

（二）感染的早期发现

早期发现患者的主要措施包括以下几点。

1. 广泛开展健康教育，对社区居民普及相关知识，如发现自身或周围居民有可疑症状体征，或有接触史及流行病学史，应让其及时就诊。

2. 有计划、有针对性地进行健康检查和普查,主动发现患者。

3. 基层医疗卫生机构加强相关疾病的预检和筛查工作。

二、疑似和确诊感染患者管理

如在辖区内发现或追踪到疑似和/或确诊感染的患者使用网络直报、电话报告等方式向上级疾控部门和卫生健康行政部门报告,同时还需做好以下几点。

(一) 处置

对传染病患者,原则上要求就地隔离治疗,不具备隔离条件和相应救治能力的单位,应先将患者就地隔离,及时联系有条件及救治能力的机构,在采取有效防护措施后,使用符合防护等级的专业转运车辆对患者进行转送,其病历记录复印件一并转移至具备相应救治能力的医疗机构。

(二) 流行病学调查和随访

协同村/居委会与专业公共卫生机构做好流行病学调查和重点管理的传染病居家患者的随访工作。

(三) 消毒处理

依照法律、法规的规定,对被传染病病原体污染的场所、物品以及医疗废物,实施消毒和无害化处置。

三、社区密切接触者管理

根据流行病学调查结果确定的密切接触者,需及时上报疾控及卫生健康行政部门,同时还需做好以下几点。

(一) 根据上级要求,对密切接触者实施集中医学观察或居家医学观察

1. 集中医学观察

根据上级要求,统一转运到集中隔离点。

2. 居家医学观察

对特殊人群,实施居家隔离。

1)居家隔离者管理:①应当独立居住,如有同住人员,应一同进行居家隔离;②向居家隔离患者及同住人告知医学隔离观察的缘由、期限、法律依据、注意事项和疾病相关知识,指导做好个人防护及家庭清洁消毒措施;③对居家隔离患者产生的排泄物、废弃物等污染物按相关医疗垃圾要求进行消毒、暂存、转运;④按照"一户一档"的要求,逐一建档,做好统计和上报;⑤对居家隔离患者定期了解健康、活动情况。如出现发热或其他不适症状,应立即报告上级卫生健康行政部门,及时转运诊治。

2)居家隔离管理的社区协同:①基层医疗卫生机构与村/居委会、派出所协助配合确保居家隔离患者不得离开隔离住处;②对不配合违规外出等人员,上报乡镇政府/街道办事处、卫生健康行政部门、公安机关,共同按相关规定对其处理;③由村/居委会落实医学隔离观察对象的生活保障措施。

（二）流行病学调查

对隔离期间出现发热或其他不适症状者,转至定点医疗机构并进行流行病学调查。

（三）卫生处理

根据转诊定点医疗机构诊治结果,依照法律、法规的规定,对被传染病病原体污染的场所、物品以及医疗废物,实施消毒和无害化处置。

四、社区一般人群管理

1. 宣传国家疫情期间执行的相关法律法规及政策。

2. 通过各种大众媒体及宣传途径,对社区居民进行疫情相关健康教育及科学知识普及,指导居民做好个人防护和居家环境卫生工作。

3. 设置疫情防控咨询热线,及时解答相关问题。

4. 家庭医生对签约居民做好针对性的卫生健康服务工作。

五、全员核酸检测

基层医疗卫生机构与乡镇政府、街道办事处、村/居委会协同开展全员核酸检测工作。

（一）采样点设置

1. 设置采样点

由乡镇政府、街道办事处及卫生健康行政部门统筹设置。一个采样点设置多个采样单元。

2. 采样点选择

采样点独立设置，通风良好。等候区、采集区（登记区、采样区）、缓冲区、临时隔离区 4 区分开。

3. 物资

配备桌椅、电脑、1 米线标志、警戒带、电源、照明设备、身份采集系统、网络设备、防护物资、采样耗材、采样箱等。

4. 工作人员

由乡镇/街道干部、村/居委会干部、医务人员等组成。按照职责分工，包括登记、采样、标本转运、医疗废物收集与转运、秩序维护及消杀等工作。所有人员必须提前确定，进行培训，掌握各自的职责、防护级别、工作流程等。采样点指定负责人，每个采样单元医务人员担任协调人。

（二）采样点工作流程

1. 组织发动

各采样点提前摸排辖区内应采样人数（包括常驻和流动人数），通知发动时告知注意事项。

2. 维持等候秩序

现场秩序维护人员需提醒检测人员间保持 1 米距离，以便于处置突发事件。

3. 分组登记采样

应根据采样对象类别确定单检和混采的方案。对于人群普遍筛查,可采用 10 合 1 或 5 合 1 混采检测,工作人员引导被采样人 10 人或 5 人一组到登记区或采样区,完成采样后,引导其离开。混采与单检流程不同,主要为采集、送检和检测结果的处理,其余工作要求均与单检相同。

4. 临时隔离

如遇有发热、健康码为黄码或红码人员,应立即安置其到临时隔离区。

5. 标本转运

标本原则上采集后室温放置不超过 4 小时,应在 2~4 小时内送至实验室,不能立即送检的,应注意低温保存。

6. 数据统计上报

由医务协调人与采样人员、登记人员核对后根据上级要求上报采样点负责人。

7. 医疗废物转运与采样点消杀

医疗废物由医务人员规范处置,转运人员送交医疗废物收集点。

(三)注意事项

应急预案需完善,以应对如电脑故障、标本管发生倒管事件,以及转运车辆出现故障等问题。

第四节 功能社区管理

基层医疗卫生机构应协同上级部门开展居民社区和功能社区的疫情防控工作。

一、防控人员组织管理

(一) 社区重点场所/单位疫情防控人员组成及职责分工

1. 社区重点场所/单位主要类型

大型商场超市、工地、楼宇、农贸市场、宾馆酒店、学校及养老机构等。

2. 人员组成及职责分工

重点场所/单位在防疫防控工作中承担主体责任,应由主要领导担任第一责任人,分管领导负责具体组织协调,并配备专兼职人员负责落实和实施。

3. 具体职责

(1)建立疫情防控工作体系。

(2)建立健康观察、疫情监测、信息登记及报告制度。

(3)做好相关人员的体温等症状监测和流行病学史调查。

(4)协助卫生部门控制现场、开展流行病学调查。

(5)落实防控措施。

（二）基层医疗卫生机构防控人员组成及职责分工

1. 综合指挥组

由基层医疗卫生机构传染病突发事件应急处置主管及分管领导组成,组织协调基层医疗卫生机构传染病疫情防控工作,调配基层医疗卫生机构人员、物资、技术,协调与上级部门以及社区联防联控相关机构的关系。

2. 应急管理组

由医务与公共卫生职能科室管理人员组成,制定疫情防控工作制度及流程。

3. 信息分析组

由具有公共卫生背景、具备信息分析能力人员组成,对社区传染病疫情及管理信息进行收集汇总、分析,核查、核对、核实疫情防控信息。

4. 疫情处置组

由传染病条线管理人员及家庭医生、社区护士组成,对辖区传染病疫情进行现场处置,并及时上报信息,包括对确诊病例、疑似病例、密切接触者的处置以及居家医学观察对象的管理等。

5. 后勤保障组

由后勤物资管理人员组成,负责疫情防控物资计划、购置、储备与管理等。

6. 院感消杀组

由院感条线管理人员及机构内从事消毒隔离工作人员组

成,负责院内、院外院感防控工作。

7. 健康教育组

由公共卫生健康教育条线管理人员及从事社区健康教育人员组成,负责普及、宣传传染病疫情防控知识。

二、防控内容、流程与培训

(一) 社区现场处置内容

1. 疾病的发现和调查

加强健康监控,对疑似病例或可疑病例的早期症状应及时采取隔离措施,出现传染病或疫情后,应积极组织人员配合疾病预防控制中心、基层医疗卫生机构开展调查、采样、密切接触者筛查、消毒等预防控制措施。基层医疗卫生机构及时做好信息核实与上报。

2. 控制传染源

出现可疑症状人员时,应立即停止上岗,避免继续接触他人,及时到隔离留观室进行隔离并拨打"120"及时转至定点医疗机构就诊。

3. 切断传播途径

根据不同传染病的传播途径,采取不同的消毒和管理措施。

4. 保护易感人群

加强健康教育,有计划进行预防接种。

(二) 社区现场处置流程(图 3-4-1)

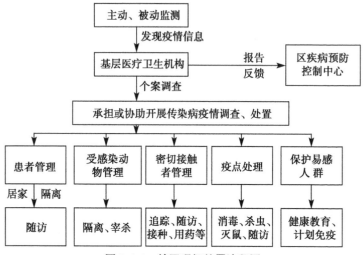

图 3-4-1 社区现场处置流程图

(三) 现场处置能力储备与培训

1. 重点场所/单位相关人员培训

对区域养老机构、办公楼宇、工地、公共场所、公共交通工具、家庭、农贸集市、商场、社区、学校等重点场所相关人员进行健康教育。

2. 医务人员培训

建立传染病防控应急小组,对全体医务人员开展传染病认知、个人防护培训和演练。

三、健康教育

(一) 突发公共卫生事件下健康教育的组织与实施

1. 与事件主题相关的应急健康教育。

2. 现场舆情的即时应对,包括以下几点。

(1)关注现场需求。

(2)迅速做好应对舆情的准备。

(3)有效应对舆情,回应现场关注。

3. 重点场所/单位的健康教育。

(二)社区健康教育效果评价

对核心知识知晓率、课程满意度及讲师满意度等健康教育效果指标进行分析,评价健康教育是否达到预期效果。

四、人员感染预防与控制

(一)医务人员的防护等级标准(表 3-4-1)

表 3-4-1 防护等级标准

防护用品	一级防护	二级防护	三级防护
工作服	●	●	●
一次性隔离衣	●		
医用一次性防护服		●	●
一次性使用医用橡胶手套	●		●
医用一次性外科防护口罩	●		
N95 口罩		●	
面屏或护目镜		●	
医用一次性帽子	●	●	●
一次性鞋套	●	●	●
正压全面罩或长管呼吸器			●

注:一级防护所用鞋套材料为无纺布,二级和三级防护所用鞋套材料为防渗材料;●为应选项。

（二）重点场所/单位的感染预防和控制

1. 重点环境环节的消毒要求（表3-4-2）

表3-4-2 重点环境环节消毒要求

重点场所类型	场景 重点环境和环节	环境物表（台面、扶手、门把手、座椅、电梯按钮等）500mg/L有效氯 擦拭或喷洒 每2小时执行		地面、墙面 500mg/L有效氯 拖抹或喷洒 每2小时执行		开窗通风	空气消毒 100mg/L二氧化氯或 5 000mg/L过氧乙酸，8ml/m³，作用60分钟	紫外线照射 30分钟	
		7:00	12:00	7:00	12:00			7:00	12:00
七大场所共性	电梯	●	●	●	●	●			
	电梯按钮或扶手	●	●						
	食堂	●	●	●	●	●	●	●	●
	卫生间	●	●	●	●	●			
	场所发生确诊病例	●	●	●	●	●	●		

续表

场景		环境物表（台面、扶手、门把手、电梯按钮等）500mg/L有效氯		地面、墙面 500mg/L有效氯			空气消毒		
重点场所类型	重点环境和环节	擦拭或喷洒 每2小时执行		拖拭或喷洒 每2小时执行		开窗通风	100mg/L二氧化氯或5 000mg/L过氧乙酸，8ml/m³，作用60分钟	紫外线照射 30分钟	
		7:00	12:00	7:00	12:00			7:00	12:00
学校	教学用具	●	●						
大型商场超市	仓库			●					
工地	机械操控台	●	●			●	●		
楼宇	工位、茶水间	●	●	●	●	●	●		
养老机构	床位	●		●		●			
	生活垃圾		●		●	●	●		
宾馆酒店	客房终末消毒	●					●		
农贸市场	仓库			●			●		

注：●为应选项。

2. 重要及一般人员的感染预防（表3-4-3）

表3-4-3　重要及一般人员的感染预防

分类	具体岗位	防护措施									
		手卫生	一次性医用口罩	工作服（和/或）帽	一次性医用橡胶手套	环境预防性消毒	环境强通风换气	避免聚众	建立健康监测制度	一级防护	二级防护
重要岗位	测温预检	●				●	●	●	●	●	○
	保洁	●				●	●	●	●		
	食堂工作	●	●	●	●	●	●	●	●		
	处置疫情人员	●	●	●	●	●	●	●	●	●	○
	消毒人员	●		●		●	●	●	●	●	○
一般人员	一般工作人员	●	○	○	○	●	●	●			
	流动人员	●	○		○	●	●	●			
	固定被服务对象	●	○		○	●	●	●	●		

续表

分类		防护措施									
人员/场所类型	具体岗位	手卫生	一次性医用口罩	工作服和(或)帽	一次性医用橡胶手套	环境预防性消毒	环境强通风换气	避免聚众	建立健康监测制度	一级防护	二级防护
学校	校医	●	●	●	●	●	●	●	●	○	○
大型商场超市	冷库人员	●	●	●	●	●	●	●	●	○	○
养老机构	护工	●	●	●	●	●	●	●	●	○	○
宾馆酒店	客房保洁	●	●	●	●	●	●	●	●	○	○
农贸市场	活禽交易人员	●	●	●	●	●	●	●	●	○	○
	冷冻食品交易人员	●	●	●	●	●	●	●	●	○	○

注:●为应选项;○为可根据暴露风险选择项。

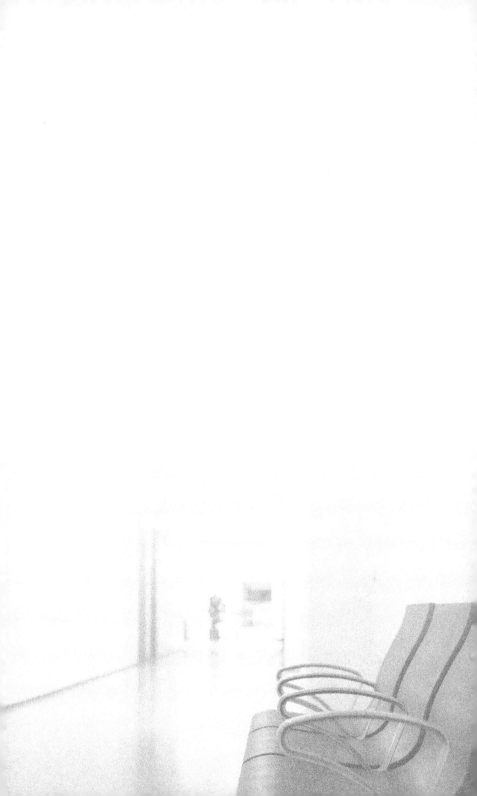

第四章
后续管理

在疫情防控工作中,基层医疗卫生机构对出院患者及其家属和所在社区进行管理,包括患者的随访、复查、营养指导、功能康复,对患者及家属和邻居进行心理辅导;对辖区内功能社区复工、复产、复学工作进行管理,包括对功能社区人员和工作场所进行评估管理和疫情监测,对疫情防控工作进行指导;对整个疫情防控工作,进行资料汇总和工作总结并存档。

第一节　出院患者管理

一、出院患者管理

根据定点医院或卫生健康行政部门的通知,做好出院患者的接收和管理工作。接收出院患者名单后,其管理流程如下。

1. 基层医疗卫生机构预防保健科要做好与定点医院间的

联系,与主管医生进行充分沟通,了解患者住院期间的诊疗情况,出院当天上门对出院患者的居家环境进行消杀,并在对其生物、心理及社会健康状况进行评估的基础上制订康复方案;由家庭医生团队进行随访管理,如出院患者尚未签约家庭医生,指导其完成签约,由签约家庭医生团队进行随访管理。

2. 与患者及家属建立微信、电话等联络机制,指导患者和家属及时通报患者的健康状况。

3. 指导患者在 14 天的隔离期间做好每日体温监测、膳食营养和心理指导、功能康复;隔离期间建议佩戴口罩,有条件的居住在通风良好、有独立卫生设施的单人房间,减少与家人的近距离密切接触,分餐饮食,做好手卫生,避免外出活动。

4. 隔离期满后及出院后 28 天到医院随访复诊,根据随访复诊结果对出院患者进行针对性的健康指导和康复训练。

5. 28 天随访之后半年内,每个月对患者进行评估并根据结果调整康复方案。

6. 做好患者的随访康复记录。

二、出院患者家属管理

(一)指导家属照顾居家康复的出院患者

1. 创造适宜的出院患者居家生活条件。

2. 记录家庭医生的联络方式。

3. 在家庭医生的指导下,根据患者的康复方案对患者进行康复训练。

4. 按要求向家庭医生报告体温等健康情况。

5. 如患者出现异常情况及时联络家庭医生。

（二）指导家属自我健康管理

1. 保持情绪稳定。

2. 保证充足睡眠，适当锻炼。

3. 合理饮食，营养均衡。

4. 若情绪较差或有其他不适，请及时联系家庭医生寻求帮助。

第二节　复工、复产、复学

根据乡镇政府、街道办事处的指示和辖区内功能社区的管理需求，对功能社区的复工、复产、复学中的疫情防控工作进行指导。

一、疫情监测与复工、复产、复学评估

（一）疫情监测

全面、及时、准确和动态地掌握功能社区内重点场所、区域及人群分布特征，以及防疫工作准备情况。

（二）复工、复产、复学评估

结合疫情防控形势，对功能社区的疫情防控形势/风险进行初步评估。

二、复工、复产、复学疫情防控指导

(一) 指导功能社区建立疫情防控工作机制及应急预案

1. 成立领导小组,明确职责和分工。

2. 实行网格化管理。

3. 疫情防控公示。

4. 指导应急演练。

(二) 指导功能社区进行疫情防控物资准备

根据不同传染病的传播特点及防疫要求,指导复工、复产、复学单位按需准备物资。

(三) 指导功能社区实施疫情防控措施

1. 做好个人防护

(1)呼吸道飞沫传播疾病:正确佩戴口罩,保持安全社交距离,正确洗手,注意咳嗽礼仪,预防接种。

(2)虫媒传播疾病:使用蚊帐、纱门、纱窗,点蚊香,以防虫、灭虫。

(3)粪-口途径传播疾病:正确洗手,不喝生水,清洁消毒,防虫污染食物。

2. 做好环境清洁消毒

(1)预防性消毒:根据传染病特点选择消毒用品和消毒方式。

(2)随时消毒:出现疑似或确诊病例时,及时进行科学消毒。

（3）消毒注意事项：注意消毒剂对身体的伤害、避免误服以及引发火灾等。

3. 做好内部管理

（1）员工管理：保持安全社交距离，不组织人群聚集的活动、会议。

（2）外来人员管理：信息登记，健康监测，个人防护，减少逗留时间。

（3）保持工作、生活等区域长时间自然通风。

（4）增加机械通风，提高新风量。

（5）空调设备关闭回风系统，采用全新风方式运行。

4. 做好应急接种

根据传染性疾病的特点及疫苗配备情况，指导应急接种。

5. 临时隔离观察场所的建立及使用

（1）用途：用于疑似症状患者健康监测或等待送院治疗。

（2）设置要求

1）遵守相对独立原则，尽可能设置专用通道。

2）设置明显用途标识。

3）配置1~2名专门的工作人员。

4）根据传染病要求配备防控物资、家具等。

5）停用空调系统。

6. 密闭、半密闭空间的防控

（1）做好人员排查。

（2）加强室内通风换气。

7. 疫情防控知识宣传及健康教育工作

（1）传染病防治知识健康教育。

（2）根据传染病的特点，制定宣传资料内容。

8. 开展功能社区爱国卫生运动

（1）开展环境整治行动。

（2）开展病媒生物防治。

（3）改善居住和工作条件。

9. 应急处置

（1）出现传染病相关症状人员，做好防护，从指定通道带至"临时医学观察隔离区"进行健康监测。

（2）明确症状，作出判断，并进行信息登记和上报。

（3）终末消杀。

（4）若出现确诊病例，按相关要求进行封闭管理。

10. 就餐安全管理

（1）食品加工、包装、贮存等场所环境整洁。

（2）生食、熟食应分开存储和加工，加工流程合理，防止交叉污染。

（3）餐具、饮具、容器、工具等使用前，应当洗净、消毒。

（4）执行食品留样制度。

（5）加强水质卫生管理，确保生活饮用水安全。

(6)加强对食堂工作人员的健康监测及个人防护。

第三节 总 结 存 档

一、档案管理制度

对本机构的疫情防控工作,按相关要求做好记录并总结归纳存档。

二、工作总结

(一) 基本情况

机构情况和突发事件形势背景的简单介绍。包括工作性质、基本建制、人员数量、主要工作任务等;形势背景包括国内外形势、有关政策、指导思想等。

(二) 成绩和做法

工作上取得了哪些主要成绩,从传染病突发事件的预警、启动、动员、协作、处置、管理各个阶段总结;采取了哪些方法、措施,收到了什么效果等,需要事实和数据来证明。

(三) 经验和教训

通过对传染病突发事件的处理,对社区防控实践工作进行认真的分析,找出经验教训。

(四) 下一步工作计划

下一步将怎样巩固疫情防控成绩、纠正错误,准备取得什么样的新成效。

三、存档工作

(一)资料的收集

收集疫情期间相关政府文件、业务指导文件,和本单位各部门疫情防控的工作记录。

(二)资料的整理

将收集好的资料进行分类和归纳整理。

(三)资料的保管

将资料按档案管理要求进行封装,存档到机构档案室,编号以便查找。

第五章
培训与演练

基层医疗卫生机构在平时和战时对重大疫情的防控工作进行常规培训及演练,提升疫情防控能力。

一、培训计划

每次培训开始之前,基层医疗卫生机构疫情防控领导工作小组要根据上级卫生健康行政部门及疾病预防控制中心疫情防控的工作要求及相关法律法规,于每年年初制订本年度工作计划,对本机构的预案进行修订及完善。

卫生健康行政部门将演练计划经费纳入当年公共卫生项目预算,切实保证基层医疗卫生机构的培训和演练。

二、培训与演练对象

培训和演练的对象主要是机构全体工作人员。演练内容需要社区和居民配合的时候,提前与所在街道、乡镇做好沟通及衔接,以保证演练效果。

三、培训周期

（一）新入职职工

应在岗前培训中，对本手册相关内容进行学习。

（二）全体职工

每年在春、秋两季各进行 1 次培训，秋季进行 1 次演练。

（三）疫情防控小分队

每年在春、秋两季分别进行 2 次培训与 2 次演练。

（四）疫情防控领导小组

每年进行 1 次培训和演练。

四、培训内容

本手册全部内容。

五、培训效果评价

每次培训结束之后对本次培训内容及效果进行评价，对本次培训不达标的医务人员进行再次强化学习。

六、师资来源

上级卫生健康行政部门、疾病预防控制中心的行政管理人员、专家、医疗技术人员，以及基层医疗卫生机构内疫情防控领导小组及疫情防控小分队的相关成员。

七、培训时间

每次培训时间不少于 1 个工作日,演练不少于半个工作日。

八、培训与演练方式

(一) 培训方式

培训采取线下培训形式。

(二) 演练方式

演练可通过现场实战、桌面推演等形式,并采取视频录制、全程直播等方式进行记录和传播。

致 谢

　　编写本手册旨在提升基层医疗卫生机构应对突发公共卫生事件与重大传染病疫情的能力,为基层医疗卫生机构发挥公共卫生职能夯实基础。在此,感谢国家卫生健康委基层卫生健康司对本手册编写的大力支持,感谢基层医疗卫生机构对疫情防控经验的总结,感谢编写组专家对本手册所有内容的汇总。本手册内容尚有不足之处,希望广大同仁进行批评指正。

　　同时,在此对所有在新型冠状病毒肺炎疫情防控期间坚守岗位的基层医疗卫生工作人员致以最崇高的敬意!

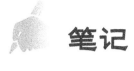

笔记

笔记